REMARQUES

SUR

LE LIVRE

INTITULÉ

DE L'IRRITATION ET DE LA FOLIE,

PAR

P. A. DEGUER.

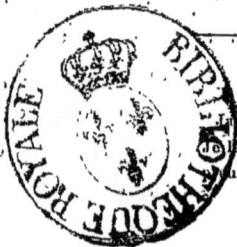

> Jamais, disent-ils la vérité n'est nuisible aux hommes, je la crois comme eux, et c'est à mon avis une grande preuve que ce qu'ils enseignent n'est pas la vérité.
>
> ÉMILE, liv. 4e.

Ce livre est le complément d'un systême médical qui a fait fortune, et qui n'attend plus que la sanction de celui qui consolide les vérités comme il détruit les erreurs.

Dans ce développement de la doctrine de l'irritation, tout est, tout devient matériel dans l'homme, les instincts et l'intelligence ne sont que des productions de la matière du cerveau excitée dans de certains modes à certains degrés ; fait primitif de l'irritation, principe

1

aussi fécond qu'il est simple, l'excitation intervient en
tout, explique tout: c'est par elle que l'homme vit;
c'est par elle qu'il pense, et son défaut et son excès
troublent et abolissent sa raison, comme ils dérangent
et détruisent sa santé, penser et vivre n'étant que deux
faits matériels. Ce n'est pas tout, l'homme n'a idées,
ne peut en avoir que par le moyen de ses sens, et le
sentiment intérieur n'est la preuve de rien.

Tel est le précis d'une doctrine hors de laquelle il
n'est, assure-t-on, point de théorie éclairée en médecine, point de pratique sûre de l'art de guérir, pas
même de base vraie en morale, et dans le repos de laquelle on est, dit-on, p. 146, exempt de ces sensations
intérieures qui tourmentent les psychologistes. Ces
métaphysiciens et ceux que l'auteur appelle théologiens
modernes et rationalistes, sont vivement attaqués par
lui; il saisit contre eux toutes les armes qu'il trouve
depuis le syllogisme jusqu'au sarcasme, et cette manière
de discuter dans un sujet grave donne une couleur
toute particulière à son livre.

Cependant il existe des faits qui ne paraissent pas
pouvoir se plier à ce développement du système du
docteur Broussais. Ils sont consignés dans deux mémoires
joints à ces remarques, qu'on joindra plus tard aux remarques suivantes (1).

L'auteur s'exprime ainsi; préface, pages 20, 21
et 22.

(1) Ces mémoires sont communiqués à la Section de Médecine de
Nantes.

Texte.

« Le pivot de l'ontologie soi-disant ecclectique est dans les *forces*, et nous ferons à cette occasion quelques réflexions tendant à bien faire connaître le sujet que nous traitons.

» Qu'est-ce qu'une force en général, car il faut bien s'appesantir sur cette question, sinon l'induction tirée par l'observateur de quelque chose qui agit sur un corps ou dans un corps pour lui faire subir des changements ? Un entraînement porte cet observateur à supposer que ce corps est mu par quelque chose qui agit sur lui, comme lui-même a coutume d'agir dans certains cas sur certains autres corps. Nul doute que l'on n'éprouve cet entraînement : impossible de ne pas convenir que personne ne peut s'en défendre, parce qu'on y est forcé par l'analogie, c'est-à-dire parce qu'on est porté à juger de ce qu'on ne sait pas par ce qu'on croit savoir ; mais c'est là, et précisément là que s'arrête le fait. L'homme, chez qui le jugement l'emporte sur l'imagination, se contraint et gémit d'être forcé de demeurer dans l'ignorance des causes premières. Pour celui-là le mot *force* n'est qu'une formule, le signe d'une perception qu'il a reçue à l'occasion d'un phénomène, et il ne s'en sert que pour en chercher d'autres que ses sens puissent également saisir. »

Remarque.

Ce passage, destiné à bien faire comprendre le sujet que l'auteur va traiter, est peu clair.

Je prends un exemple auquel fait allusion le docteur B. Un homme veut déplacer un corps ; son bras se meut

et le corps est mu. Il y a là autre chose qu'une simple
induction; il y a un fait dont on ne peut pas dire, seulement, qu'on croit le savoir, ainsi que s'exprime le
docteur B., mais qu'on sait très-positivement, ou on
ne sait rien; là est une force en action, une volonté
matérialisée, celle d'un agent qui a le sentiment de son
acte. Le fait est inexplicable sans doute, mais il n'en
est point de plus positif, et la plus légère considération de ce fait démontre que, au lieu de n'être qu'une
simple induction suggérée à l'observateur par un phénomène, une force ou une puissance, est une volonté;
qu'une force agissant est une volonté qui agit, l'action
réelle d'un être réel, sa volonté devenant un acte et
non pas une formule, un signe ou une expression dont
l'emploi puisse faciliter la recherche de phénomènes
tombant sous les sens, car ce n'est pas avec des mots
qu'on les trouve. L'auteur qui ne veut pas qu'on se
paie de mots ne devrait pas payer ses lecteurs en pareille
monnaie.

Si, parlant du fait observé sur nous-mêmes, et
voyant un corps rouler dans l'espace, le fer aimanté se
diriger vers le pôle, nous concluons que l'astre et le fer
sont mus par des forces; ce jugement par analogie est
inattaquable, comme l'est la conclusion à laquelle il
mène, celle que ces forces sont médiatement ou immé-
diatement des volontés de l'auteur des êtres. Le mot
force exprime donc autre chose qu'une simple opération de l'esprit.

Que veut dire l'auteur par ces mots : « mais c'est là
et précisément là que s'arrête le fait ? » Faut-il, par
exemple, n'examiner que le fait de la direction du fer

aimanté vers le pôle, sans chercher à pénétrer la cause de ce phénomène, parce qu'il n'est pas présumable que nous la puissions découvrir ? Rien de mieux. Mais quelle cause nous échappe dans ce phénomène; est-ce la cause *première* ou la cause *seconde* ?

Cette expression « *les causes premières* » est plus d'une fois employée dans ce livre; elle n'a pas de sens, et le correctif qui la suit dans deux cas, sorte d'acte de condescendance, correctif conçu en ces mots, « *ou si l'on veut la cause première* » en diminue à peine l'impropriété.

Texte.

P. 92. L'instinct règne seul chez l'enfant naissant, mais il est encore très-borné; nous le verrons s'accroître avec les progrès de l'âge, mais comme il pourrait alors être confondu avec l'intellect, il faut saisir le moment actuel pour le bien distinguer; il se réduit, pour le physiologiste, à des stimulations parties des surfaces sensitives internes et externes, propagées au cerveau et réfléchies par lui de manière à produire des mouvements musculaires.

Remarque.

L'homme a des instincts, non un instinct. Ces instincts ne s'accroissent pas; ils se manifestent la première fois tels qu'ils seront à la millième; celui qui porte l'enfant naissant à saisir le sein de sa mère est, en lui, ce qu'il est dans l'homme saisissant sur une table une nourriture différente, il est aussi développé, aussi plein.

Où est la preuve de la marche de cette stimulation qui partant de l'estomac monte au cerveau, est renvoyée par lui vers les lèvres auxquelles elle imprime cette action musculaire qui fera descendre dans l'estomac l'aliment dont celui-ci a besoin ? Nos sens ne nous apprennent rien de cela, rien ne nous en avertit en nous-mêmes ; et comme l'homme qui a faim sent que c'est dans son estomac qu'est le besoin qu'il éprouve, tout ce qu'il y aura pour lui d'évident dans un fait dont la production ne s'opère pas sous nos yeux et que, s'il faut qu'il place quelque part la cause de ce besoin instinctif, il ne peut le placer que dans l'organe où il est senti, et qui sollicite l'acte destiné à le satisfaire, et non dans le cerveau ; n'existe-t-il pas des êtres acéphales doués de vie et de volonté, chez qui le même acte instinctif est ainsi produit d'une manière directe ? Mais cette manière d'expliquer les instincts est une conséquence forcée du système du docteur B. Il les attache au cerveau de la même manière qu'un effet se lie à sa cause. Ils ne doivent donc, comme lui, se former, se développer que progressivement.

Texte.

P. 94. Un nouveau besoin s'est développé ; c'est celui de l'observation : un autre l'accompagne nécessairement, c'est celui du mouvement. L'enfant exerce ses muscles loco-moteurs pour mettre les objets à sa portée et aussi pour s'en approcher ; il est contraint à cela par une impulsion intérieure, purement instinctive ; il n'est jamais en repos à moins qu'il ne sommeille, ou qu'une vive impression ne le force à un moment d'immobilité, en donnant une direction bien marquée à son attention.

Arrêtons-nous sur cette possibilité de le distraire de ces sensations ; elle n'existait pas autrefois. Il y a donc dans le cerveau une nouvelle faculté qui s'est développée avec les sens externes de la vue et de l'ouïe. Oui, sans doute, et cette faculté n'est autre chose qu'un plus grand développement de l'instinct tenant à l'augmentation de l'encéphale.

P. 95. Voilà donc les premiers linéaments de l'intelligence qui sont désormais tracés.

Remarques.

Contraint, forcé. On pourrait objecter que ces deux expressions sont impropres; car aucun sentiment de contrainte ne se mêle à des mouvements qui sont évidemment spontanés ; mais passons.

L'auteur distingue ici deux sortes d'actes, puis les confond. Après avoir dit que l'accroissement de la matière de l'encéphale cause de nouveaux actes instinctifs, il dit ensuite que ces nouveaux actes sont les premiers actes intellectuels; ils ne peuvent être à la fois *l'un et l'autre.*

Texte.

P. 97. Toutefois, cette intelligence est encore extrêmement bornée. P. 98. Cela tient évidemment à ce que le développement de l'instinct marche plus vite que celui de l'intelligence.

Remarques.

Comment cela ? La cause est la même. Pourquoi cette marche si lente d'un effet, si prompte d'un autre ? Pourquoi l'intelligence restera-t-elle en arrière ? Pourquoi

l'instinct se forme-t-il tout-à-coup quand sa cause créatrice ne reçut que si lentement son pouvoir créateur ?

Au reste, même ambiguité, même inexactitude dans
l'expression. Les instincts ne se développent pas ; ils se
manifestent tout développés, et dans toutes les circonstances de la vie, à toutes ses époques, ou dès que l'acte
instinctif devient nécessaire ou est provoqué, cet acte
est produit aussitôt et l'est pleinement.

Mais je demande la permission de parler un moment
des actes humains, de redire sur ce sujet ce qu'on a dit.
Des certitudes sortent de ces faits, tandis que l'histoire
de ces autres faits délicats auxquels ils sont liés, qui
se passent dans l'intérieur de notre structure, ne peut,
sur leur moyen d'union avec eux, être qu'hypothétique
et conjecturale.

Les actes humains sont de deux espèces, les uns instinctifs, les autres intellectuels. Les premiers ne sont pas
délibérés, ils sont impulsifs. Ils ne sont pas, primitive-
ment au moins, exécutés en vue d'une fin ultérieure ap-
préciée d'avance, qu'ils atteignent pourtant sans errer.
Aucun sentiment de contrainte ne les accompagne, et
pourtant ils ne sont pas libres. C'est par eux que la vie
s'entretient, devient plus douce ou moins douloureuse,
qu'elle se reproduit. Les seconds sont médités, et ils
sont conçus ; comme ils s'accomplissent, en vue d'un but
auquel ils tendent, souvent sans l'atteindre. Les premiers
n'exigent aucune expérience précédente, et leur marche
est sûre. Les seconds demandent des connaissances antérieures et sont accompagnés de calculs qui sont souvent
suivis de mécomptes. L'homme, en se contemplant dans
ses actions instinctives, peut se convaincre que, quoiqu'elles soient spontanées, elles ne lui donnent pas le

droit de conclure qu'il est libre ; il sent qu'il l'est en s'examinant dans les autres. L'histoire de Caton, de Cassius , de Brutus , renonçant délibérément à la vie , lui donne la plus irrécusable des preuves de cette liberté que seul il possède parmi les êtres vivants et qui l'en distingue ; car si comme eux il accomplit volontairement une foule d'actes qui ne sont pas libres ; différent d'eux, il s'agit dans beaucoup d'autres , indépendamment de toute impulsion instinctive : il fait plus , il fait taire la plus impérieuse de toutes , la subjuge. La matière du cerveau de l'homme et de l'animal est la même , pourquoi cette différence essentielle , et comment , dans un système où l'on attache à la substance cérébrale, comme sa production , l'instinct si despotique de la vie , peut-on y attacher au même titre ce dégoût , ce mépris raisonné qui produisit le suicide de Caton , acte où il n'est pas facile de ne voir que l'action mécanique d'un *organe.*

P. 106. Sect. 3. *Raison des prérogatives qui distinguent l'homme entre les animaux.*

On ne trouve dans toute cette section que l'énonciation d'un seul fait, au sujet duquel l'auteur s'exprime ainsi :

Texte.

P. 107 , 108. Mais la nature paraît avoir attaché le sceau du perfectionnement de l'intelligence à la faculté génératrice, ce qui fait que le jeune homme ne se trouvera pas tranformé en père de famille avant d'avoir acquis la force et l'intelligence nécessaires pour subvenir aux besoins de ses enfants.

Remarque.

La nature fait la même chose pour le pigeon et pour d'autres espèces d'animaux, ou plutôt, l'auteur de la nature n'a donné aux individus de l'espèce humaine, comme à ceux des autres espèces, la faculté de communiquer la vie à de nouveaux êtres semblables à eux, qu'à l'époque où leur intelligence et leur force ont acquis tout leur développement et tout leur essor ; et, sous ce rapport, l'homme, le quadrupède et l'oiseau sont sur la même ligne. On ne peut trouver ainsi, dans un fait qui leur est commun, la raison des prérogatives qui mettent entre l'un et les autres tant de différence. Quelle est donc la cause de cette différence dont l'auteur avait promis une explication? on cherche en vain dans une fort longue et dernière phrase du docteur B. une solution de cette question importante, l'auteur laissant cette phrase et son argumentation incomplètes s'arrête tout-à-coup et prend congé du lecteur en ces termes :

» C'en est assez pour résoudre la question posée ci-dessus.» En sorte qu'à cette conclusion toute inattendue, le lecteur surpris se rappelle involontairement cette explication du médecin de Molière :

» Et voilà pourquoi votre fille est muette. »

P. 121. Section 1re. *Comment l'homme s'abstrait de lui-même ; fondement de la doctrine des psychologistes.*

Texte.

L'homme se partage en deux entités dont l'une qu'il confesse être commune à lui et aux animaux est l'objet

de son mépris , tandis que l'autre qui n'a rien de commun avec le sang, la chair et même le système nerveux commande à la première et constitue l'homme par
excellence ; voici comme il procède pour arriver à ces
assertions ontologiques.

P. 122 , il prend tous les phénomènes de l'innervation intellectuelle , plus ou moins entremê -
lée de l'instinctive , il les désigne par un mot , et
ce mot devient pour lui le mobile de ces phénomènes
eux-mêmes. Evidemment, il est conduit à cette dis-
tinction trompeuse par l'ignorance de la manière dont
ces phénomènes sont produits. C'est ce que nous avons
un grand intérêt à approfondir pour déterminer au
juste les fonctions du système nerveux , et pour faire
bien comprendre la théorie de la folie.

Remarque.

L'homme qui n'est pas physiologiste ignore en effet de
quelle manière les phénomènes instinctifs et intellectuels sont produits, mais , si je ne me trompe , le physiologiste est dans la même ignorance. Nous n'avons
dans nos sens aucun moyen de découvrir ces opéra-
tions mystérieuses, rien même dans notre intelligence
pour les concevoir. Jamais qui que ce soit ne saura
comment une volonté se convertit en un fait matériel.
Si les prétentions des physiologistes s'élèvent jusque-là,
elles sont vaines; mais sans doute, il ne faut pas prendre
cette phrase à la lettre.

Un mécanicien voit une machine, il en examine la
structure , il en conçoit le mécanisme, et alors en explique l'action. Il prouve que son explication est juste
en construisant une machine produisant des effets pa-

reils. Assurément le physiologiste n'est pas préparé à
donner la même preuve de la manière dont les faits instinctifs et intellectuels sont produits. Et cependant,
sous peine de voir crouler son système, peut-être,
faut-il que le docteur B. lui donne l'appui d'une preuve
équivalente à celle-là.

Quant à l'innervation intellectuelle et à l'innervation
instinctive, l'auteur ayant dit, p. 60, qu'il entend par
le mot *innervation* l'influence du cerveau, ces deux
innervations ne sont qu'une seule et même influence
d'une même substance matérielle produisant dés phénomènes différents ; c'est-à-dire sont, en s'exprimant en
langage simple, en français uni, l'action ou l'influence
du cerveau sur ou dans la production des faits instinctifs et intellectuels. Or, l'homme qui a médité sur ces
faits, loin de les entremêler, les distingue. Cette dis-
tinction lui a fait découvrir une vérité importante.

Et s'il ne croit pas que la puissance qu'il a de sentir,
puis de penser et de vouloir, soit en lui la production
d'une substance matérielle, il a au moins une raison
suffisante pour s'en dissuader. Dans le sommeil sans
rêve, on ne sent pas qu'on existe, et le sommeil sans
rêve n'est pas un cas extraordinaire, une exception ;
pourquoi le cerveau, si c'est lui qui sent, suspend-il
alors son action ? Dira-t-on que c'est parce que le jeu
des sens externes étant alors suspendu, il ne reçoit pas
de stimulations, n'est pas excité ? mais le jeu des sens
intérieurs continue, et dans le sommeil avec rêve
il continue en effet de sentir. Il est donc toujours
excité, pourquoi ne sent-il pas toujours ? évidemment,
s'il est intéressé dans le phénomène de la sensation ,

ce n'est que comme moyen, non comme cause, et s'il ne sent pas par sa propre puissance, ce n'est pas lui qui pense et qui veut.

Quelques objections pourraient être faites ici, il est vrai, mais elles ne détruiraient pas l'argument, et la clarté du jour ne peut pas être portée dans l'obscurité mystérieuse d'une question dont l'éclaircissement complet n'appartient pas à la terre.

Texte.

P. 122. L'homme s'imagine que ses phénomènes intellectuels sont dirigés par un être intelligent placé dans l'intérieur de son cerveau comme les accords d'un jeu d'orgues le sont par un musicien soustrait aux regards.

P. 123. Cependant l'anatomiste arrive armé de son scalpel ; il dissèque l'homme mort, il expérimente sur l'animal vivant, il le compare à l'homme sain et malade quoi qu'en puisse dire le métaphysicien qui se croit déshonoré par une telle comparaison, et lui démontre que son prétendu joueur qu'il a si gratuitement installé sur la glande pinéale ou sur le pont de varole, n'est autre chose que l'ensemble de l'appareil encéphalique. Des raisonneurs s'emparent de cette découverte et font sentir au métaphysicien l'impossibilité de mettre en contact une chose qui ne possède aucun des attributs propres aux corps avec la matière nerveuse de l'encéphale.

Et on lui prouve qu'un homme raisonnable ne peut admettre l'existence d'une chose qui n'est démontrée par aucun sens.

Remarque.

» *L'anatomiste arrive ; il expérimente sur l'animal vivant, des raisonneurs s'emparent.....* »

Pas inutiles, investigation sans but si elle n'en a point d'autre, argumentation vaine et vicieuse, cruauté perdue ! Croyez-vous que vous trouverez dans le cerveau d'un chien ou d'un chat, ou dans celui de l'homme qui n'est plus, ce qui se passe dans celui de l'homme qui existe, et que quand vos plus minutieuses recherches ne peuvent vous faire découvrir la cause du jeu des organes, elles vous donneront le moyen de prononcer définitivement sur la cause mystérieuse de l'intelligence ? Qu'elles vous fourniront la preuve que sentir, penser et vouloir sont des productions de la matière du cerveau ? Vous pouvez dire que cela est, jamais vous ne pourrez le prouver, quand même les faits consignés dans les mémoires promis, faits qui détruisent votre assertion, n'existeraient pas. Il résulte de leur ensemble, et cela sans possibilité de contradiction, que l'existence de la matière du cerveau n'est pas nécessaire à la sensation, ainsi elle ne l'est pas à la volonté et à la pensée.

L'acte de vouloir n'est pas matériel; une volonté ne possède aucun des attributs propres aux corps, et, cependant, elle entre en contact avec les muscles du bras. Mais une volonté n'est pas une substance, n'est pas un être, dira-t-on; non, mais elle est l'acte ou l'effet d'un être ou d'une cause qui, à moins de renverser toute analogie, toute manière de raisonner, toute justesse d'induction, doit être d'une semblable nature.

Qu'on s'en tienne aux faits constatés, évidents; ils prouvent que la sensation, la pensée et la volonté ne sont pas les inséparables compagnes de la vie. Une foule d'hommes, ceux qui mènent une vie laborieuse, et qui ne rêvent pas en dormant, ne sentent pas qu'ils vivent durant une partie de leur vie. Mettons donc d'un côté la cause de la vie, de l'autre celle de la sensation, de la pensée et de la volonté, chacune produisant ses effets, celle-là ne pouvant se passer de celle-ci, toutes les deux par elles-mêmes et par leurs effets agissant et réagissant l'une sur l'autre.

Section 2. — *De l'idée que les psychologistes se font de la conscience; les animaux en sont-ils doués?*

Texte.

P. 128. Ils entendent par le mot *Conscience* la faculté que l'homme possède de s'observer lui-même, non pas d'observer l'extérieur de son corps, car il ne peut le faire que par le secours de ses sens; mais d'observer sa pensée, de sentir qu'il pense ou qu'il a pensé à telle ou telle chose, qu'il veut ou qu'il ne veut pas, qu'il a ou qu'il n'a pas voulu telle ou telle autre.

P. 129. Ce phénomène d'observation intracranienne paraît être ce qui nous distingue dans la série des animaux et qui nous place à leur tête par la perfection à laquelle il peut s'élever dans notre espèce....

Si d'un autre côté nous portons nos regards sur plusieurs animaux, nous observons les mêmes phénomènes.

Remarque.

L'animal, comme l'homme, sent en effet qu'il agit,

qu'on agit sur lui. Il a, comme lui, le sentiment de son individualité, de sa volonté, de son existence. Ainsi il est doué comme lui de conscience dans le sens donné ici à ce mot. Pour le prouver, l'auteur cite des faits : ces citations étaient inutiles, le fait est constant et personne n'en doute, ce me semble; il y a entre l'homme et l'animal d'autres ressemblances. Tous les deux ont une intelligence instinctive suffisante pour le maintien de leur existence et de celle des êtres dans lesquels ils revivent. Tous les deux ont de la mémoire, des penchants. Tous les deux sont faits de la même matière; ils ont les mêmes sens, la substance de leur cerveau est la même; mais en dépit de cette identité d'une substance à laquelle le docteur B. attache de la même manière qu'un effet se lie à sa cause, le *moi*, ce qui constitue l'être, la production des sentiments et des actes, il existe entre l'homme et l'animal des différences qui sont telles qu'on ne peut, avec quelque apparence de raison, quelque degré de vraisemblance, les attribuer seulement à une différence dans la manière dont est arrangée en eux cette matière, ce qui est pourtant la seule explication qu'en présente le système du docteur B.

L'animal n'attente point comme l'homme délibérément à ses jours : les peines intérieures n'égarent pas, ne détruisent pas son intelligence, quoiqu'elles puissent détruire quelquefois sa vie; il ne les connaît pas toutes, et celles qu'il connaît ne sont généralement en lui ni bien profondes, ni durables. Longs calculs sur ce qui n'a pas trait aux besoins instinctifs, aux penchants, abstractions, méditations sur des abstractions , remords , satisfaction morale , sentiment religieux, hypocrisie , tout cela lui est inconnu : dans l'état de nature au moins, il respecte sa propre espèce et toujours sa compagne ou celle qui peut l'être ; et quand l'homme, découvrant que l'univers a une cause et a été créé pour un but, et que dans le plan d'une divinité bienfaisante toute sa destinée à lui n'est peut-être pas d'apparaître un moment sur la terre, d'y souffrir, puis d'en disparaître, mourant à jamais à tout sentiment, à tout avenir ; l'animal, étranger à ces connaissances qui sont inaccessibles pour lui, et peu tourmenté du désir de connaître, ne paraît pas, en s'avançant vers le terme marqué pour tous les êtres vivants, éprouver ces anxiétés, concevoir ces hautes espérances qui accompagnent l'homme dans sa marche vers le même terme, et qui s'emparent surtout de lui quand il s'en voit près. Ainsi, si l'homme et l'animal se touchent par beaucoup de points, ils demeurent, à d'autres égards, à une considérable distance. Mais lors même qu'il y aurait entre eux plus de ressemblance, s'ensuivrait-il de là que l'homme est un être complètement matériel ? Qui a prouvé, qui prouvera, qui peut prouver qu'il n'y a rien dans l'animal que de la matière, surtout quand il est certain, d'après de nombreuses expériences, que ce n'est pas dans son cerveau qu'est la cause mystérieuse de ses actes ?

Texte:

P. 136. C'est par les impressions faites sur les sens externes que les sensations internes ont quelque valeur pour l'individu ; la faim ne devient une sensation dé-

terminée que par la présence ou le souvenir de l'objet
matériel qui doit la satisfaire.

Remarque.

Il me semble que la faim est une sensation d'autant
plus déterminée que l'objet qui doit la satisfaire est plus
éloigné, que l'heure tarde, et que loin qu'un souvenir la fasse naître, c'est elle qui fait naître le souvenir.

Texte.

P. 138. Le Psychologiste affirme que son observation
intérieure est une chose certaine, parce qu'il n'y a
rien au monde de plus certain pour lui que de sentir
qu'il sent et qu'il a senti. Sans doute nous lui accor-
dons cela, mais de ce qu'il est certain qu'un corps est
rond et immobile, il ne résulte pas que ce corps soit
effectivement tel; il peut être carré et paraître rond
par le mouvement, et si les sens ne viennent pas lui
en démontrer la certitude, il demeurera toute sa
vie dans l'erreur relativement à la forme de ce corps.
Cet exemple peut servir pour tous les cas de même nature. La prétendue certitude du haut et du bas, de l'immobilité de la terre et d'un cercle diurne décrit autour
d'elle par le soleil étaient jadis des faits de conscience;
chacun croyait sentir en soi la certitude de ces pré-
tendus faits, et c'est par le secours des sens que le contraire a été définitivement démontré.

Remarque.

Nous jugeons des objets extérieurs d'après le rapport
de nos sens; quand le jugement est faux l'erreur provient

d'eux, dans ce cas-ci comme dans tout autre semblable, l'observateur ne se trompe pas, il est trompé. Il l'est par le rapport du sens de la vue, et en reconnaissant par le moyen du même sens ou d'un autre, l'erreur où il a été, c'est celle où l'a conduit un sens qu'il redresse non celle d'une conclusion qui avait été justement déduite. Le raisonnement a plus d'une fois conduit, indépendamment de toute aide des sens, à réformer des notions que sur leur rapport nous avions crues justes. C'est ainsi que des inductions ont fait découvrir contradictoirement à une notion fondée sur la preuve des sens que la terre n'était pas immobile, que le soleil ne tournait pas autour d'elle.

Mais ce ne sont pas là, quoi qu'en dise le docteur B., des faits de conscience. Les faits de conscience sont ceux dont la réalité ou la certitude est indépendante de tout témoignage collatéral fourni par les sens. Notre existence est pour nous un fait de conscience, ce ne sont pas nos sens qui nous le révèlent ; nous en avons le sentiment à part d'eux ; nos volontés, nos pensées, le sentiment de nos sensations quelles qu'elles soient, sont des faits de conscience. Leur réalité est pour nous un fait dans la preuve duquel nos sens n'entrent pour rien. Ces propositions qui sont évidentes par elles-mêmes, comme que tout effet a une cause, la partie est moins grande que le tout, peuvent être appelées aussi, sinon des faits de conscience, au moins des vérités de conscience, définition commune aux faits précédents. Nous avons de ces faits, de ces vérités la plus grande certitude qu'il nous soit possible d'avoir sur quoi que ce soit. La connaissance que nous acquérons par le moyen des sens, des objets extérieurs, lors même que nous nous sommes assurés que ces objets sont tels qu'ils nous paraissent être, et que l'idée que nous en prenons n'implique ni contradiction, ni absurdité ne peut jamais être ni plus positive ni plus sûre.

Texte.

P. 140. On peut, sans absurdité supposer, un homme bien organisé parvenu au degré où il est capable de réfléchir sur lui-même, sans qu'il y soit parvenu par une longue éducation de ses sens; ce qui prouve qu'on ne peut pas faire cette supposition, c'est que les malheureux qui naissent privés de la vue et de l'ouïe sont nécessairement idiots.

Remarque.

Nous produirons un mémoire où sont consignés des faits qui ne sont pas favorables à cette assertion, car ils détruisent la preuve qu'on en donne. Ils démontrent qu'un sourd-aveugle n'est pas nécessairement idiot, malgré la privation des sens les plus importants; malgré l'impossibilité où il était de s'aider pour réfléchir de ces connaissances dont la faculté d'entendre et de voir est la source ou le moyen. Le sujet de ce mémoire était parvenu à acquérir des notions très-justes des objets extérieurs. Il avait appris en réfléchissant sur lui-même et sur les personnes au milieu desquelles il vivait qu'elles possédaient une faculté importante qui ne lui avait pas été accordée. C'est en le touchant qu'elles lui faisaient connaître leur volonté; c'est par un signe qu'il leur faisait connaître la sienne; comment était-il arrivé à la conclusion que ce signe serait suffisant? Par induction? On ne voit pas sur quoi elle était fondée ; mais évidemment par une opération intellectuelle, par un éclair soudain, ou par une succession de clartés à laquelle il est impossible de concevoir que les sens qui lui restaient aient pu rien fournir.

Texte.

P. 141. Les psychologistes prétendront qu'ils n'ont pas le dessein de supposer un homme dans le cerveau d'un homme, mais quelque chose qui agit sur ses organes comme un homme agit sur une machine. Nous leur répondrons toujours, mille fois de suite, s'il le faut, que l'idée de ce que quelque chose leur a été suggéré par les scènes de la nature qui ont frappé leurs sens, et nous les défierons de trouver dans leur psychologie une seule idée qui ne soit pas calquée sur quelque objet ou quelque scène de la nature.

Remarque.

L'idée d'un être sentant, pensant et voulant a été suggérée à l'homme par une simple réflexion sur lui-même. Pour avoir de lui comme tel une idée de lui-même, il n'a pas besoin de l'aide d'une comparaison ; il se révèle à lui-même, par lui-même ; il n'y a rien en lui que lui, et la comparer à un objet matériel ne prouve ni pour ni contre son existence. Tout le monde sans doute sera d'accord sur ce point. Ainsi, argumenter comme le fait le docteur B. en cet endroit de son livre et en beaucoup d'autres, sur une figure de langage qui n'est pas employée comme un argument, c'est se battre contre les vents, c'est raisonner en pure perte, c'est s'écarter de la question qui n'est pas de remonter à l'origine d'une comparaison, mais à celle de l'intelligence.

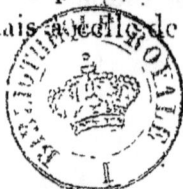

Texte.

P. 142, 143. Lorsque les Psychologistes soutiennent
que leur principe est nécessairement une chose simple,
ils croient avoir posé un argument sans réplique. Où
ont-ils pris l'idée d'une chose simple comparée à une
chose multiple, si ce n'est dans les corps de la nature ?
Mais quelle idée doit-on se faire d'une chose simple qui
ne serait point un corps et qui pourtant serait en rapport
avec les molécules de la substance nerveuse pour produire les phénomènes de l'intelligence ?

Remarque.

Nous acquérons l'idée d'une chose simple par voie d'ex-
clusion, en écartant par la pensée d'un objet tout ce qui
est en lui périssable et changeant, et en concevant qu'il
en reste quelque chose qui ne le soit pas ; mais dans ce
qui ne peut ni changer, ni périr, nous ne pouvons concevoir rien de matériel, rien qui ait le moindre rapport
avec quelque substance matérielle. Nous avons donc
l'idée d'une chose simple sans qu'elle soit un corps, et
quand par la contemplation du spectacle de la nature
nous avons compris que l'univers a une cause qui ne
peut être matérielle, puisque le mouvement et la vie
n'existant dans la matière que par exception, la matière
n'en peut être la source et n'est ainsi elle-même qu'un
effet ; nous avons l'idée d'un être simple et réel qui n'est
point un corps et qui pourtant agit sur les corps d'une
manière analogue à celle dont nous, dans l'acte de vouloir, agissons sur les muscles qui font mouvoir notre
bras. Si le principe de l'intelligence humaine est une
chose simple, il est évident qu'il ne peut ni changer,
ni périr.

Texte.

P. 143. Qu'ont ils donc au-delà de leurs signes re-
présentatifs d'un corps employés pour désigner quelque
chose qui n'est pas corps ? Ce qu'ils ont ? Des sensations intérieures quand ils y pensent fortement, un désir, un dépit, une espèce de colère de ne pouvoir s'exprimer sans se servir des signes destinés à représenter
des corps...

P. 144. Ces sensations ne sont elles-mêmes que des
irritations de leurs viscères et des irritations analogues
à celles qui président aux mouvements instinctifs. Le
cerveau les excite, les autres viscères le lui renvoient,
et les reçoivent encore de lui.

Remarque.

Concevoir quelque chose à cette explication des désirs
et du dépit des spiritualistes n'est pas chose aisée, ce
me semble ; ni le sentiment intérieur, ni nos sens ne
nous révèlent cette irritation viscérale, excitée par le
cerveau, retournant à d'autres viscères, et revenant vers
le cerveau en définitif. Comme le cerveau ne paraît pas
jouer ici un rôle différent de celui d'un homme qui met
le feu à des poudres, il paraîtrait résulter de l'explication que ces désirs tous moraux sont des productions
viscérales. De quel viscère ? L'auteur ne nous l'apprend
pas, pas plus qu'il ne nous fait connaître ce qui excite
ici le cerveau.

Texte.

P. 144. Il s'agit maintenant de décider si de semblables
perceptions, qui ont pour base le désir, prouvent quelque

chose dans la question débattue. Je pose d'abord en principe qu'un désir ne prouve pas plus qu'un autre dans
l'espèce. Si l'on a des moyens d'infirmer mon assertion
qu'on se hâte de le faire ; en attendant, je vais argumenter là-dessus. Presque tout le monde désire des ri-
chesses, du pouvoir, etc., et personne ne peut conclure de ces désirs que ceux qui les éprouvent doivent
être un jour satisfaits.

Remarque.

Sans doute ce que nous désirons n'arrive pas toujours, et nos espérances ne sont pas prophétiques ; nos
fréquents et quelquefois bien cruels mécomptes nous le
prouvent ; l'auteur peut ainsi argumenter à son aise
sur ce point, personne ne les contredira ; mais si les
spiritualistes croient à une autre vie, ce n'est pas sur
leur désir seul qu'ils fondent une croyance qui, bien
que la preuve du fait pressenti ne puisse appartenir
à cette vie, n'est pas née d'hier, n'a pas été, n'est
pas bornée à un lieu, existe chez l'indien au fond
des forêts primitives, chez l'habitant de ces îles perdues
au milieu des mers, chez les peuplades sauvages et
barbares, chez les peuples policés et savants.

Texte.

P. 147. Le témoignage de la conscience n'est donc
pas équivalent à celui des sens ; et la science qu'on
peut tirer du premier est bientôt faite, puisqu'elle se
réduit à cette assertion : *je sens que je sens*. Or, cette
assertion exprime un fait, et c'est tout. Si l'on veut

que ce fait devienne la base d'une science , la première
chose à faire est de la féconder en interrogeant sans
cesse les sens.

Remarque.

Sans doute la science est bientôt faite, et l'est de
bonne heure. L'homme l'a dès qu'il sent qu'il existe,
et elle doit exister dès lors , car sans celle-là il n'y
en aurait pour lui aucune autre. Sans elle , ses sens
lui seraient inutiles.

L'expression que le témoignage de la conscience n'é-
quivaut pas à celui des sens est incorrecte , elle est
fausse ; car elle suppose ce qui n'est pas, savoir que
nos sens d'un côté , notre conscience de l'autre, viennent
informer un tiers qui est nous , tiers qui raisonnera ,
agira en conséquence d'un témoignage ou de l'autre :
c'est tomber dans l'erreur attribuée par l'auteur aux
spiritualistes ; c'est mettre un homme dans un homme,
l'homme comme être pensant n'est pas un témoin pour
lui-même comme être pensant.

Texte. Résumé des pages 150, 151, 152.

Où est , où se retire , que devient le principe de l'intelligence que vous dites être commun à tous les individus de l'espèce humaine , demande le docteur B. ,
dans l'embryon le fœtus , l'enfant, l'homme dépourvu
des sens de la vue et de l'ouïe , l'homme idiot de nais-
sance ; et dans le premier sommeil , l'apoplexie , l'as-
phyxie ; et dans la folie et dans la démence ?

Remarque.

Que répondra le physiologiste si on lui adresse ces

questions appliquées à son principe matériel ? Il dira, pour partie de ces cas, que le cerveau n'a pas encore pris un développement suffisant, pour les autres qu'il ne se trouve pas dans les conditions nécessaires à l'action qui le fait penser ; qu'il est mal conformé, qu'il n'est pas ; qu'il est trop, qu'il est trop peu excité. Ainsi on répondra aux questions du docteur B. Les conditions nécessaires aux actes du principe que vous niez n'existent pas encore dans des cas, sont suspendues ou n'existent plus dans les autres ; mais ce principe n'est pas plus détruit ou absent que ne l'est le vôtre, comme lui seulement il ne peut agir. Il n'est pas un des faits qui prouvent suivant vous contre un principe non-matériel de l'intelligence qui ne prouve au même degré, avec la même étendue, contre votre principe matériel : au reste, tout cela en admettant que le cerveau intervienne comme cause, ou joue comme moyen un rôle nécessaire dans la production des phénomènes intellectuels ; ce qui n'est pas, ainsi que le démontre le premier mémoire.

Texte.

Page 151. Voilà que les psychologistes ne peuvent démontrer la continuelle existence d'un principe non-nerveux de l'intelligence. Ils sont obligés, pour se tirer de cette difficulté, d'alléguer que ce principe ayant besoin du ministère des organes, ne peut paraître que quand ils sont en état de lui obéir ; assertion toute gratuite et de la plus grande absurdité, puisqu'elle contient une contradiction manifeste. Vous vous servez de l'existence actuelle des phénomènes naturels pour démontrer que le principe non matière nerveuse est là pour les produire, et de la non-existence de ces phénomènes qu'il est encore dans le même lieu.

Remarque.

On se sert de l'existence actuelle des phénomènes pour démontrer que les conditions nécessaires à leur production existent, et on se sert de leur absence pour prouver qu'elles n'existent pas ; et ce raisonnement qui n'est ni gratuit, ni absurde est le vôtre. Suivant vous, la substance cérébrale ne produit la pensée qu'à l'occasion ou par le moyen de stimulations d'excitations. Si elle n'avait jamais été stimulée, elle demeurerait dans un état complet de stérilité. Féconde quand elle est excitée, elle cesse de l'être quand elle ne l'est plus ; mais elle est là ; ainsi est là le principe immatériel de l'intelligence. Où, direz-vous ? Où est ce principe inconnu mais matériel, dites-vous, p. 64, qui fait jouer les ressorts de la vie et que vous ne pouvez saisir quoique matériels ? mais c'en est assez sur cette objection et tout semblable raisonnement.

Texte.

P. 152. Mais d'où vient que vous avez pu vous perdre dans ce dédale de suppositions ? Cela vient de ce que vous avez ajouté foi au sentiment intérieur qui vous dit, si nous voulons vous en croire, qu'il est simple, qu'il est indépendant de vos organes...... De quel droit ce principe vient-il vous affirmer de telles choses ?

Remarque.

Le docteur B. aurait bien dû avoir réfléchi ici et dans

plusieurs autres endroits de son livre où il n'y a pas
songé davantage, qu'on ne reconnait dans l'homme
qu'une intelligence, que personne que lui ne suppose
qu'il y en a deux dont l'une s'entretient ainsi avec
l'autre. Il est vrai qu'il se procure par-là l'occasion de
s'égayer aux dépens de ceux qu'il attaque, comme dans
les passages suivants:

» Préface, p. 25. Ce qu'ils ne peuvent apprendre de
leurs classiques encore très-peu nombreux, ils sont
sûrs de le trouver dans leur conscience, en se recueil-
lant, fermant les yeux, s'éloignant du bruit et s'écou-
tant penser.

» P. 156. Vous affirmez sans hésiter que votre principe, quand il ne paraît pas, est comme un astre obs-
curci par d'épais nuages, un maître à qui ses servi-
teurs refusent d'obéir; un ouvrier fort habile, fort
actif, à la vérité, mais qui reste les bras croisés pendant
des années, au milieu de matériaux encore bruts, attendant que des manœuvres les aient dégrossis, qui,
ensuite, les met en œuvre pendant quelque temps, et
reste encore un temps beaucoup plus long, au milieu
de la machine animée attendant sa destruction com-
plète.

» P. 157. Gardez votre hypothèse du principe intelligent qui n'est pas de la matière nerveuse pour mobile
secret de vos actions; une pareille hypothèse peut être
utile à certaines tournures d'esprit.

» P. 186. J'apprends d'eux qu'ils tiennent cela de
leur conscience, de cette espèce de *Janus* qui, par une
de ses faces, regarde et entend la raison qui lui parle
au nom de l'absolu, et, par l'autre, se met en relation

par le moyen des sens avec le monde phénoménal. Alors je me demande.... Si la raison qui écoute sans oreille et parle sans bouche à la conscience qui n'a point d'organe auditif, n'est pas une chose imaginaire... Admettons cependant que la conscience dont on ne m'a point montré les oreilles, ait entendu tout cela de la bouche de la raison que personne n'a encore vue, à qui l'a-t-elle raconté avant que le rationaliste ait parlé? à elle-même sans doute, à moins qu'il n'y ait eu encore là un autre être doué de la faculté d'entendre.

Voici un passage qui est beaucoup moins gai :

» P. 544. Nos sens ne nous font connaître que l'existence relative : l'existence absolue n'est qu'une induction hypothétique sur laquelle nous ne pouvons disserter sans faire un roman.

On trouve, p. 548, une définition véritablement originale de cette expression, *monde moral.*

» Ces mots ne peuvent représenter que les idées des hommes, c'est-à-dire des cerveaux agissant dans certains modes en vertu de leur irritabilité.

Section 5, p. 163. Comparaison de l'hypothèse des psychologistes avec l'opinion des physiologistes sur la cause appréciable des phénomènes intellectuels.

L'auteur dit, p. 164, que les psychologistes classent les phénomènes de la vie en faits indépendants du principe sentant, volontaire et intelligent, et en faits où ce principe intervient, et qu'ils ne font point concourir celui-ci aux deux grandes fonctions de la nutrition et de la reproduction. Il dit qu'ils se trompent, et je pense qu'il a raison, car si l'intelligence propre à l'homme n'y entre pour rien, cette intelligence instinctive

commune à tous les êtres vivants y interviеnt sans nul
doute : c'est elle qui les dicte, et les dicte sans se tromper ;
je n'entends pas dire par là que l'homme comme être agissant instinctivement et intellectuellement cesse d'être un.

.Mais, quoi qu'en dise ici le docteur B. , l'intelligence
instinctive ne résulte pas du développement du cerveau,
de l'usage des sens ; le cerveau ne l'acquiert pas suc-
cessivement par leur ministère ; elle est innée.

L'enfant sait ou sent à priori qu'il existe ; il sait à
priori et sans apprentissage d'aucune sorte de quelle
manière il faut qu'il s'y prenne pour faire descendre
dans son estomac le lait de sa mère. Il sait à priori
qu'il faut qu'il se presse contre elle , s'il sent qu'il est
mal tenu et près de tomber, car c'est ce qu'il fait
dans ce cas ; il sait à priori au moins l'enfant de l'Indien de la mer du sud quels mouvements il doit faire
pour nager et ne pas périr au milieu des eaux , car
il nage dès qu'il est à l'eau ; aller plus loin , appeler
en preuves d'autres actes , celui d'un autre âge, serait superflu. En un mot , les instincts ne se forment
pas , ils apparaissent tout formés ; et l'acte instinctif ,
dès qu'il devient nécessaire , est produit et l'est aussi
pleinement une première fois que la seconde ou que
la centième. La science de ces faits est née avec nous.
Elle naît avec tous les êtres vivants pour qu'ils se con-
servent et se reproduisent.

Texte. (Même section.)

P. 166 , 167. L'intelligence n'est que l'instinct per-
fectionné sous certains rapports par le développement

de l'encéphale dans certaines directions faciles à déterminer.

Remarque.

Pourquoi ne pas faire connaître au lecteur ignorant
ce qu'on peut déterminer avec tant d'aisance ?
L'intelligence se perfectionne en effet ; c'est-à-dire
que l'homme comme être pensant acquiert avec les années des connaissances qu'il n'a pas apportées en naissant. Car il n'apporte avec lui que la capacité de penser et la science des faits nécessaires à la nutrition, à la
conservation et à la reproduction ; faits qui ne peuvent
être perfectionnés, qui apparaissent parfaits dès la première fois. Il n'en est pas ainsi des faits intellectuels.
Comment donc, peut-on logiquement faire produire les
uns et les autres par un organe qui n'a qu'un développement successif ?

Texte. (Même section.)

P. 167. Sans doute, on ne se voit pas sentir penser
et vouloir, quoique l'on fasse tout cela : mais que fe-
rait-on de ce fait sans le secours des sens ? Que dirait,
que ferait l'homme de sa sensation intérieure s'il ne
la comparait à celle des autres hommes, dont il ne
saurait d'ailleurs avoir aucune idée que par ses sens ?
Allons plus loin ; aurait-il, avec les perceptions de son
intérieur, des idées de quelque chose, aurait-il de la
volonté ? Le sourd-aveugle doit encore répondre à cette
question.

Remarque.

Le docteur B. fait ici une interrogation malheu-
reuse. L'histoire du jeune Mitchell, qu'on verra dans

l'un des mémoires, prouve, sans possibilité de contradiction, le contraire de ce qu'il avance. Puis, que
ferait l'homme de ses sens, s'il n'avait pas le pouvoir
de sentir? Ensuite le D. B. esquive l'argument suivant :
ces actes sont immatériels, peuvent-ils donc être
logiquement attribués à une cause matérielle ?

Texte. (Même section).

P. 167, 168. L'homme n'a de facultés intellectuelles
que parce que ses sensations intérieures se rattachent
à quelque corps situé hors de lui, ou à quelque partie de son propre corps perceptible à ses sens, comme
à leurs causes déterminantes.

Remarque.

Rien de moins vrai. Les impressions des corps étrangers et du sien ne sont point les causes déterminantes (expression obscure), des facultés intellectuelles de l'homme ; elles ne sont que les occasions qui
éveillent et qui mettent en jeu une faculté déjà existante : de même que si c'est par une impression extérieure du *médium* où il est que s'éveille la vie de
l'enfant qui est encore dans le sein de sa mère, au
lieu de s'y éveiller par elle-même, comme elle se ré-
veille dans l'homme qui dormait et ne rêvait pas,
ainsi très-probablement que la chose se passe ; ce n'est
pas cette impression qui lui donne la vie ; la vie existait déjà.

Texte (même section).

P. 168. Parler des facultés réunies de sentir, d'a-
voir des idées de vouloir, c'est donc parler d'une chose
qui n'existe pas.

Remarque.

Cette chose qui n'existe pas, existe pourtant et même existe de très-bonne heure. L'enfant dès qu'il se meut dans le sein de sa mère, se sent par là même, veut puisqu'il se meut, à l'idée de quelque chose qui n'est pas lui, car par là même qu'il se sent, il se distingue des choses dans lesquelles il ne se sent pas. Sans doute, si la vie se bornait à ce sentiment, elle serait incomplète, mais sans lui la vie ne serait pas autre que la vie de l'arbre. Ainsi le premier fait de la vie, fait inappris, connu à priori, est de sentir qu'on est soi, de sentir ce qui n'est pas soi, de sentir qu'on veut, et le contraire de l'assertion du docteur B. est un fait.

Texte (même section.)

P. 169. Affirmer que la sensation intérieure de son existence, l'idée des choses extérieures, la volonté de s'en approcher ou de les attirer à soi sont chez l'homme des phénomènes antérieurs à toute perception venue par les sens, c'est donc affirmer une fausseté.

Remarque.

Cette volonté d'approcher de soi, d'attirer à soi les objets extérieurs, introduite ici, peut existerou n'existerpas chez l'enfant ; mais les faits principaux restent et l'assertion du docteur B. n'en est pas plus vraie.

Texte (même section.)

Car le fait est qu'on ne peut s'observer que parce qu'on observe en même temps les corps qui ne sont pas soi, et il est étonnant qu'au XIXe siècle on soit encore obligé de redire cette vieille vérité.

Remarque.

Il ne s'agissait pas de s'observer, acte de quelque durée, mais de se sentir ; ce n'est pas la même chose ; mais peu importe. Pour s'observer, il faut d'abord se sentir, or l'enfant se sent, il peut conséquemment s'observer ; et il se distingue en effet des choses qui ne sont pas lui ; au reste on peut s'observer, réfléchir sur soi sans l'aide d'objets de comparaison.

Texte (même section).

P. 169. Il résulte de là que la notion de la perception intérieure, celle de l'idée, celle de la volonté, sont des résultats de l'observation sensible pour ceux qui les possèdent.

Remarque.

Ce qui veut dire que c'est d'après des observations faites par les sens que l'homme sait qu'il a des sensations, des idées, une volonté.

Passe pour un homme parvenant à savoir cela d'un autre homme ; mais si ce n'est que par nos sens que nous apprenons cela de nous-mêmes, nous avons deux intelligences de nature semblable. Car qui recueillera ces observations, les appreciera et en tirera la conclusion qu'un principe sentant, pensant et voulant est en nous, ou est nous, sinon un semblable principe déjà existant qui apprendra la chose au second.

Texte (même section).

P. 169. Et qu'elles ne peuvent être acquises par ceux

qui ne les possèdent pas encore que par le secours de l'observation sensible.

Remarque.

Oui, avec un double pouvoir de sentir. Car en vain un son frappera mon oreille, en vain ma main touchera un corps , en vain un objet se peindra dans mon œil , s'il n'y a rien en moi pour sentir ces faits, ils ne me donneront ni la faculté de les percevoir, ni la notion de la faculté , aucun d'eux ne sera senti. Si donc ils le sont , et qu'ils produisent ainsi une faculté de sentir, c'est parce qu'ils s'adresseront à une faculté de sentir déjà existante. Au reste , l'impossibilité du fait est si lisiblement écrite sur la face de l'affirmation de ce fait, qu'on ne conçoit pas comment elle a pu être produite au jour par un homme de sens.

Texte (même section et fin).

P. 169. On peut donc dire contradictoirement aux mêmes auteurs que ces facultés se forment, s'établissent chez l'homme par l'exercice simultané des sens et du cerveau, et que par conséquent elles ne sont point antérieures à l'observation , ne se posent point par elles-mêmes et n'existent point à priori.

Remarque.

» *Elles ne sont point antérieures à l'observation.* » Cela sera vrai lorsqu'il y aura un homme dans un homme, car si sentir , penser et vouloir n'existe que quand on a observé que cela existe , il existait d'abord un observateur. Quant à l'assertion (ce qui n'est que la 1re. en d'autres termes) que ces facultés se forment et s'établissent par l'exercice simultané des sens et du

cerveau , ce qui constitue le système du docteur B. , on
peut s'assurer par l'examen de ses raisonnements , par
celui de la question en elle-même , que le pouvoir
qu'a l'homme de sentir et de vouloir , que sa capacité
d'être intelligent comme le sont les autres êtres vivants et de l'être de la manière qui lui est propre ,
que ces facultés , dis-je , sont innées , ne sont point
acquises , existent dans leur cause ou dans leur principe à part de ses sens , à part de l'exercice simultané
du cerveau et des sens, conséquemment à part du cerveau. On peut, dis-je , se convaincre de cette vérité ,
en vérifiant que le cerveau n'est pas même nécessaire
aux actes de sentir , de penser , de vouloir.

Hume , auteur qui a eu des idées qu'a eues depuis le
docteur B. , ainsi que s'en trouve la preuve dans ce
livre , démontre que, relativement à la liaison des phénomènes naturels , nous ne pouvons constater que le
fait de leur existence successive ou simultanée , que la
manière dont ils s'enchaînent nous échappe , que nous
ne pouvons jamais nous prouver que de deux phénomènes naturels , nécessairement celui-ci est cause , et
nécessairement celui-ci effet. Nous savons pourtant que
tel phénomène a une cause ; mais pour présumer ce
qu'elle est, la deviner , peut-être , nous n'avons que
des faits et que l'induction , attribuer un effet matériel
à une cause matérielle est une induction légitime; mais
c'en est une qui ne l'est pas que d'attribuer un effet
non matériel à une pareille cause, et celui qui prétend qu'une telle explication de sa part est fondée , s'o-
blige à montrer comment l'effet est produit, l'est nécessairement ; c'est le cas où est placé le docteur B.

SECTION 6.

« A quoi se réduisent en dernière analyse toutes les objections des psychologistes. Solution de la question précédente. »

Texte.

P. 170. 171. Pourquoi persistez-vous donc à déduire de l'observation actuelle faite par le moi sur lui-même la préexistence de ce même moi, à toute observation sensitive ?

Remarque.

Parce que pour pouvoir recueillir des observations au moyen des sens, pour observer qu'on a des sens, il faut d'abord se sentir soi-même.

Texte (même section).

P. 171. Votre opiniâtreté ne viendrait-elle pas de ce que vous personnifiez le moi ? Je crois que m'y voilà. Vous dites en vous-même : un homme n'observe que parce qu'il est muni de tout ce qu'il doit avoir pour observer, un moi qui est dans un homme doit se trouver dans le même cas. Arrêtez, Messieurs, prenez garde qu'un moi qui est dans un homme n'est pas une Minerve, apparaissant tout-à-coup, armée de pied-en-cap. Le *moi* ne peut désigner autre chose qu'un phénomène qui se manifeste dans des conditions données, conditions qui consistent 1.º dans l'existence d'un cerveau parfait, bien développé et dans l'état de veille ; 2.º dans le fait de plusieurs stimulations d'origine intérieure,

d'abord , et ensuite d'origine extérieure qui sont par-
venues à ce cerveau.

Remarque.

Ajoutez : doué du pouvoir de les sentir et , d'abord ,
ayant ce pouvoir , et ce sera votre moi, objet ou être
réel et non phénomène , expression qui , ici , est obscure.

Mais le *moi* existe bien avant le temps où vous le
faites naître. Le *moi* existe dès que l'homme sent qu'il
est *lui*; et le *moi* n'est pas un cerveau.

Texte (même section).

P. 172. Vous prenez le parti de consulter votre conscience sur la nature de ce *moi*. Celle-ci qui est étran-
gère aux idées de durée , de destruction , de reproduction , vous tient un langage à sa portée; elle vous
répond qu'un *moi* est une existence indépendante de
tout accident.

Remarque.

On croirait que le docteur B. se moque du lecteur;
il y a ici un *homme* , un *moi* et un *vous*. Voici le
sens de ce passage.

Vous vous consultez sur vous-mêmes , vous réflé-
chissez , vous qui n'êtes pas étranger aux idées de
durée , de destruction , de reproduction , et vous jugez
que quand vous avez senti pour la première fois , vous
aviez le pouvoir ou la capacité de sentir ; et que cette
capacité qui ne peut résulter ainsi d'une action matérielle, appartient à un *moi* qui n'est pas matériel.

Texte (même section.)

P. 173. Je fais un autre raisonnement. Ayant prouvé

que l'on observe avec un cerveau en relation avec les diverses espèces de sens et qu'il n'y a plus de difficulté que sur le *comment la chose est possible*, je réduis votre objection à cette possibilité, et je dis : si nous n'avions pas la possibilité de nous observer, nous ne chercherions pas à nous observer. Ce qui exprime une vérité triviale, également applicable au fait d'observation tel que les sens nous le font connaître; la voici : si la faculté d'observer les autres et nous-mêmes ne s'était pas formée en nous par le développement du cerveau et l'exercice des sens, nous ne chercherions pas à nous observer et à observer les autres corps de la nature; ce qui, en définitive, se réduit à dire : nous observons parce que nous pouvons observer.

Remarque.

Sans doute; ainsi nous avions la *puissance* d'observer la première fois que nous l'avons mise en usage.

Pourquoi dire qu'on observe avec un cerveau ? L'auteur dans son système devait dire : *un cerveau observe.*

La difficulté n'est pas d'expliquer la *possibilité* d'un fait qui *existe*. C'est la *puissance* qui produit le fait qu'il faut expliquer; là est la difficulté que vous avez à résoudre. Si vous ne pouvez pas montrer le cerveau dans l'acte de produire le premier fait de sentir, il demeurera constant que la puissance de sentir qui ne peut pas résulter du fait de sentir, existe à part du cerveau, que la capacité d'observer existe avant le fait qu'elle observe.

Mais quel entortillage et quels vains détours dans ce *raisonnement* prétendu du docteur B.

Comparant l'homme à l'animal pourvus tous les deux

des mêmes sens , d'une même substance cérébrale ,
l'auteur explique à son lecteur d'une manière très-
simple , et dont il faut bien que celui-ci se contente , la
prodigieuse différence qui existe entre l'intelligence de
l'un et de l'autre. Cette différence tient uniquement
suivant lui à un autre arrangement , à un autre ordre
de la substance *créatrice* chez l'un et chez l'autre.

Texte (même section.)

P. 176 , 177. Les physiologistes au contraire ne font
point d'hypothèses quand , partant des faits bien constatés que la sensation , la pensée et la volonté se développent avec la substance cérébrale , diminuent ou
augmentent avec l'action de cette substance , disparaissent pour jamais avec elle , en un mot se tient à
cette substance comme un effet se lie à sa cause dans
toutes les circonstances où il est possible d'observer l'a-
nimal doué d'un appareil nerveux , ils en concluent que
ces facultés sont des résultats de l'action de cette substance.

Remarque.

Pourquoi ne pas dire que ce principe de la vie qu'ad-
met le docteur B est un résultat de l'action du corps
dont il fait jouer les ressorts et maintient l'action ?
que le fluide électrique et le calorique qui se dégagent
de certains corps à l'occasion d'un contact ou d'une
collision sont les résultats d'une action de ces corps ?

Au reste , les faits récalcitrants des mémoires qui seront joints à ces remarques feront apprécier le système
du docteur B.

Section 7. *Des rationalistes et des théologiens modernes.*

« L'auteur termine cette section par ces mots :

P. 197 et 198. Cette dernière doctrine est une reli-
gion, et toutes les religions doivent être l'objet de nos
respects, aussi bien que les dogmes qui leur servent
de principes à toutes, l'existence de Dieu et l'immor-
talité de l'âme.

Remarque.

Où est ce respect pour ces dogmes, dans cette phrase,
par exemple ? p. 153.

« D'où vient que, pour satisfaire votre désir d'être
d'une autre espèce que le reste de l'univers, vous en
croyez vos sens quand ils vous déclarent que tous les
corps vivants disparaissent sans qu'il soit possible de re-
trouver les phénomènes de leurs fonctions nerveuses,
tandis que vous refusez d'ajouter foi au témoignage de
ces mêmes sens quand ils vous montrent clair comme
le jour que vos phénomènes intellectuels sont aussi des
résultats de l'action d'une matière nerveuse périssable ?
D'où vient que pour affirmer le contraire que vous pen-
serez sans nerfs et sans cerveau, vous vous en rapportez
à un sentiment intérieur qui n'est compétent pour juger ni de l'espace, ni du temps, ni de la substance dont
les choses peuvent être formées.

Texte (même section).

P. 197, 198. Que l'homme soutienne ces dogmes,
soit d'après une révélation extérieure, soit d'après son
inspiration intérieure et sans prétendre à une démons-
tration qui mettrait en scène l'appareil nerveux, la

physiologie n'a rien à faire là, puisqu'elle n'a rien à
prouver contre la sensation intérieure, mère de la foi,
sur laquelle reposent toutes les croyances qui ne sont
pas susceptibles de preuves matérielles. Le physiologiste constate ces sensations pour les distinguer du reste,
et lorsque les religionaires s'élèvent en idéologistes, et
doit, pour leur répondre, mettre la croyance ou la foi
à part et ne s'adresser qu'aux raisonnements qui sont
relatifs à son sujet. Les arguments contre les abstractions qui tendent à faire méconnaître les fonctions du
système nerveux ne peuvent impliquer le mépris ni
même le doute relativement aux convictions religieuses,
parce qu'ils sont compatibles chez quelques personnes
avec le sentiment intérieur qui produit ces convictions,
et pourvu que le physiologiste traite les croyances avec
respect, il doit lui être loisible de faire valoir tous les
arguments qui peuvent appuyer sa cause.

Remarque.

Vain sophisme! respecte-t-on la croyance sur laquelle
les religions sont fondées quand on la tolère comme
une illusion pour la proscrire comme une vérité? Et
peut-il rester des opinions religieuses, éclairées au
moins, dans un esprit d'où l'on a chassé cette croyance?
Ce n'est pas tout; qu'importe l'existence d'un Dieu, s'il
y croit alors, à celui à qui on a fait comprendre qu'il
n'a été mis un moment sur la terre que pour y jouer
un rôle qui ne diffère pas d'une manière essentielle de
celui de la fleur qui brille un moment et qui passe,
ou de l'arbre qui végète et périt, avec cette différence
contre lui toutefois qu'il apprendra à quel sort il est

condamné et qu'il en espérait un tout autre ? Gardée par
des lévites irascibles et jaloux, la physiologie est-elle
donc une propriété si sacrée que nul, que l'un d'eux
ne puisse y toucher sans qu'il soit aussitôt condamné
par eux *à mourir* ? Ne peut-elle être une science positive et certaine, à moins que l'homme ne soit que
de la matière organisée et vivante ? Je n'en crois rien ;
toute la partie argumentative du livre du docteur B.
est fondée sur une erreur où il tombe sans cesse en
accusant ses adversaires d'y tomber ; sur la dénégation
d'un fait évident pour tout homme qui raisonnera de
sang-froid, ce que le savant professeur ne fait pas ici,
car les railleries, les sarcasmes, les expressions dé-
daigneusement commisératives, celles où perce l'em-
portement, ne sont pas clairsemées dans ce livre de
l'irritation.

Section 4. — *De la liberté.*

Texte.

P. 217. Mais quelle idée faut-il se faire de notre liberté lorsque nous n'avons l'encéphale sur-excité ni sym-
pathiquement, ni d'une manière idiopathique ? Cette
question est fort délicate.

Remarque.

Elle l'est en effet, car tout s'y rattache. Sans elle
point de moralité dans les actes. Sans elle nous ne
vivons pas en nous-mêmes, et cela seul suffirait pour
prouver qu'elle existe.

Texte.

P. 217. Nous avons bien la conscience de notre li-

berté , mais cette conscience ne prouve rien, car le fou
complet l'a aussi.

Remarque.

Sans doute , si nous sommes fous, elle ne prouve
rien.

Texte.

P. 217. Le fait est que nous avons toujours un motif d'action et que les besoins instinctifs de conservation et de reproduction sont fréquemment en concur-
rence pour la direction de nos pensées et de nos actes
avec le mobile intérieur qui nous porte à l'observation.

P. 219. Souvent nous résistons à un besoin instinctif par un autre ; c'est ainsi que la faim est com-
primée par l'amour ou la tendresse pour nos enfants......

Dans tous ces cas , la lutte se passe dans l'encéphale , et, physiologiquement , elle n'est autre chose
qu'une excitation susceptible de plusieurs variétés.

C'est ainsi que l'idée de liberté, qui n'est qu'une formule, doit être traitée ; il faut bannir l'entité et ne voir
que les faits.

Remarque.

Une formule ! Passe pour une autre liberté; celle-
là n'est généralement au moins, qu'une formule en effet,
qu'un vain mot ; qu'un mot ironique. (1)

Il y a dans l'argumentation du docteur B. une con-
fusion qui revient sans cesse, dans son expression une
incorrection continuelle : quelle idée devons - nous

---

(1) Ceci a été écrit avant le 28 juillet.

prendre , dit-il , de notre liberté , lorsque nous n'a-
vons pas le cerveau sur-excité.

Le *moi* et le *nous* n'étant suivant lui autre chose
qu'un cerveau , c'est dire ;

» Quelle idée le *cerveau* doit-il se faire de sa liberté,
lorsqu'il n'a pas le cerveau sur-excité ?

Mais dire même simplement : *lorsqu'il n'est pas excité* ? est une manière de s'exprimer qui le choque lui-
même.

Pourquoi dire : *la lutte se passe dans l'encéphale ,*
puisque loin d'être le lieu du combat, l'encéphale est le
combattant ?

Que signifient ces mots : *et n'est physiologiquement ,*
que la liberté a-t-elle à faire avec la physiologie ? Y
a-t-il donc une liberté physiologique ?

Texte.

P. 219, 220. Car enfin , continue le docteur B. ,
l'entité étant placée dans la conscience si on ne la
soumet pas à la vérification des sens. . . . .

Remarque.

Qui appréciera le témoignage des sens *vérifiant un
sentiment intérieur ,* si cet acte de vérification peut se
concevoir , sinon un autre sentiment intérieur ?

Texte. (Suite de la phrase.)

... Il faut, de toute nécessité , mettre la liberté des ma-
lades et celle des fous sur la même ligne que celle de
l'homme en santé , car le fou dit aussi , *je suis libre,*
à moins que l'on n'admette deux espèces de liberté ,
l'une pour l'homme sain , l'autre pour l'aliéné , ce
qui conduit à deux espèces d'âmes ; ou que l'on ne

refuse le *quid incorporel* aux gens qui ont perdu la raison, ou qu'enfin on ne le suppose actuellement inactif, étranger à des phénomènes qu'il dirigeait la veille et qu'il dirigera peut-être le lendemain.

Remarque.

Sans faire remarquer la convenance du langage du docteur B., ce qu'il n'est pas besoin de faire, ce me semble, je vois que d'après lui,

1.º Le sentiment que nous avons de notre liberté ne la prouve pas ;

2.º Que, puisque nous agissons d'après des motifs, nous ne sommes pas libres.

Si le sentiment que nous avons de notre liberté n'en est pas la preuve, nous ne sommes pas sûrs que nous existons, car nous n'avons pas d'autre preuve de notre existence que le sentiment même de cette existence. La vie dans le sommeil sans rêve n'est pas détruite, mais nous ne la sentons pas plus que si elle l'était ; vivre, c'est donc sentir que l'on vit ; et si, en conséquence, sentir que l'on vit c'est vivre, sentir qu'on est libre c'est l'être. La preuve de la vie et de la liberté sont les mêmes, ou toutes les deux ne prouvent rien, ou toutes les deux prouvent autant. Au reste, c'est seulement de la liberté appliquée aux actions différentes des actions instinctives qu'il s'agit ici ; car il est clair que dans celles-ci quoique aucun sentiment de contrainte ne les accompagne, cette liberté n'existe pas et nous le sentons. Aussi ces actions prises isolément n'ont-elles pas de moralité.

Je passe au second argument que je pose ainsi. Tout

acte non instinctif est précédé d'un motif ; or, l'homme n'est pas libre d'avoir ou de n'avoir pas ce motif. Il n'est donc pas libre d'agir ou de n'agir pas.

A ce compte, l'homme n'est libre d'agir que dans deux sortes de cas. 1.º Ceux où il ne sent pas qu'il agit ; 2.º ceux où il agit sans motifs et sans avoir pesé ses motifs.

Ainsi, il n'est libre d'agir, il n'agit librement,

1º. Que quand il agit en dormant ou en état de veille, mais dans un total oubli de lui-même ; c'est la liberté du végétal qui croît, porte des fleurs et produit des fruits sans qu'il ait le sentiment de ces faits.

2.º Ou que, lorsqu'il agit sous une impulsion que n'a pas précisée l'appréciation d'un motif, ou qui ne comporte ni celui-ci, ni celle-là ; c'est la liberté du délire, de l'ivresse, de l'imbécillité ou de la démence.

Il me semble qu'il suffit de poser ainsi la question, pour que la solution en paraisse aisée et le soit en effet,

Un homme a devant lui un vase plein d'une liqueur dont le goût lui plaît, mais dont la qualité l'incommode. D'après ce dernier motif, il prend la résolution de ne pas la boire. Il lisait ; il continue de lire, il s'oublie, porte sa main au vase, le vase à sa bouche, ses lèvres y puisent, et alors le sentiment de l'acte s'éveille en lui ; il replace le vase sur la table.

Ces deux actes, l'un végétatif, l'autre positif, sont opposés. Lequel est libre ? On ne balancera pas sans doute à répondre. Si l'on prétend que l'homme n'agit librement que quand il n'agit pas sous l'influence d'un motif, conclusion à laquelle conduit forcément l'assertion que tout acte qui a un motif n'est pas libre, semblable à cet homme, il n'agit librement que quand il ne

sent pas qu'il agit. Quant aux actes du délire, de l'i-
vresse, de l'imbécillité ou de la démence, ils ne diffèrent
point de celui-là d'une manière essentielle, car quoiqu'ils puissent être sentis, nulle considération de motifs, s'ils en ont, ne les précède, ne les accompagne; ils
ressemblent en cela aux actions instinctives et n'ont pas
plus de moralité.

Peser deux motifs et opter, c'est se déterminer librement; agir ensuite, c'est agir librement, et la preuve
qu'un tel acte est libre, c'est l'impossibilité où l'on est
de se prouver à soi-même, après qu'il a été accompli,
qu'il était inévitable, forcé, qu'on ne pouvait pas agir
autrement.

L'auteur s'exprime ainsi; en répondant à ceux qui lui
disent que, quoique nos sens ne puissent nous faire saisir dans les phénomènes naturels; la chaîne qui lie la
cause à l'effet, de manière à pouvoir dire que l'une produit nécessairement l'autre, nous, n'en concluons pas
moins et très-justement que cette cause existe, d'où il
s'ensuit que l'idée de cet enchaînement nécessaire ne peut
être qu'une induction de l'esprit, vu qu'elle est purement intellectuelle; il dit, p. 536 :

Texte.

Si les inductions que vous citez et celles qui consti-
tuent votre raisonnement, et la nôtre dans la discussion
actuelle ne sont pas faites par les sens, elles sont faites
par le cerveau.

Remarques.

Assurément les sens ne font pas d'inductions. Mais
comment le cerveau peut-il arriver à l'idée de connexion

nécessaire , sorte de connexion que nous ne pouvons découvrir dans aucun phénomène naturel : comment a-t-il une idée dont les sens n'ont pu évidemment lui fournir la matière , lui qui ne pense que d'après les informations qu'ils lui donnent , d'après les excitations qu'ils lui causent? Le docteur B. répond à cela que c'est le cerveau qui fait l'induction , de cette manière la controverse sera bientôt finie.

Encore quelques citations :

Texte.

P. 538. La pensée ayant été extraite par eux du système nerveux , ils la font agir comme un être.. Ils lui confient la preuve , la certitude , la réalité ! Ils la traitent comme si elle était tout dans l'homme , puis ils lui superposent une autre entité qu'ils désignent par un autre nom dont cette pensée n'est plus, alors que le témoignage ou l'expression. Voilà des métamorphoses hypothétiques , et ils n'en sont point effrayés : toute la morale est traitée d'après cette base.

P. 553. Nous inférerons de tous les faits et de tous les raisonnements consignés dans cet ouvrage, 1.º que les explications des psychologistes sont des romans qui n'apprennent rien de nouveau; 2.º qu'ils n'ont aucun moyen de donner les explications qu'ils promettent ; 3.º qu'ils sont dupes des mots qu'ils emploient pour disserter sur des choses incompréhensibles ; 4.º que les physiologistes sont les seuls qui puissent parler avec autorité sur l'origine de nos idées et de nos connaissances ; 5.º que les hommes étrangers à la science de l'organisation animale doivent se borner à l'étude des phénomènes ins-

4

tinctifs et intellectuels dans leurs rapports avec les différentes manières d'être de l'état social.

Remarque.

A ce passage qui n'est ni orgueilleux ni tranchant , j'en ajouterai encore un.

Texte.

P. 555. Nous avons tous les principes de la bonté , de la charité , du dévouement, etc. Ces principes sont en nous , indépendamment de toute opinion apprise ou déduite sur leur cause première. Ils y sont par l'organisation de notre système nerveux cérébral avec lequel ils se sont développés, mais ils s'y trouvent à côté des mobiles qui nous poussent vers les actions blâmables; ainsi au lieu de construire des hypothèses sur leur cause première , ou de personnifier ces instincts , artifice dont les hommes à inclinations perverses s'aperçoivent , et dont ils profitent pour autoriser leurs crimes, attachons-nous à développer ces germes de félicité publique.

Remarque.

Que l'homme à inclinations perverses ne fasse pas d'hypothèses et qu'il prenne ce livre ; il y trouvera tout préparé l'artifice qu'il demande , la doctrine dont il a besoin. Il y apprendra que toutes ses actions sont inévitables et fatales ; qu'il n'a pas à s'inquiéter d'un destin futur qui n'est qu'une chimère ; que lui faut-il de plus pour qu'il cesse de combattre , s'il lutte , et se tranquillise sur ses crimes ? Il ne lui reste qu'à échapper à leur punition sur la terre ; ce à quoi ; probablement il réussira.

Texte.

P. 556. En un mot, faisons naître l'habitude de bien faire, il n'y a là ni déception, ni hypothèse, ni sophisme que le méchant peut retorquer en faveur de ses coupables penchants.

Remarque.

Une doctrine philosophique qui prouve l'âme humaine, la moralité des actes par la liberté et une vie future serait une déception, une hypothèse, un sophisme que le méchant peut retorquer en faveur de ses coupables penchants ! à ces mots, le lecteur peut, empruntant les paroles de l'auteur, p. 158, s'écrier : quand je lis ceci, je ne sais plus où j'en suis ; je crois avoir affaire à un homme d'une organisation différente de la mienne.

Il a existé un système qui paraît avoir encore des adeptes, celui que la matière est la première cause ; qu'on le veuille ou non, ce système se lie étroitement à celui exposé ici : l'un a autant de justesse et de vérité qu'en a l'autre, tous les deux sont des explications heureuses à un même degré.

Quelle doctrine funeste que celle qui, enchaînant à des lois aveugles, inflexibles, tout ce qui se passe dans l'homme comme dans la nature non-vivante, est faite pour ne laisser à celui qui croirait à ce désolant despotisme, sous lequel la volonté humaine disparaît, aucun ressort sous le poids du malheur, aucune force pour se soustraire à ce despotisme réel sous lequel il gémit peut-être, et sous lequel tant d'hommes gémissent en effet ; car dans sa résignation servile à son sort, il pourra le regarder comme une sentence sans appel.

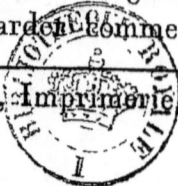

A .Nantes, Imprimerie de Mellinet. — 11,878.

www.ingramcontent.com/pod-product-compliance
Lightning Source LLC
Chambersburg PA
CBHW071347200326
41520CB00013B/3128